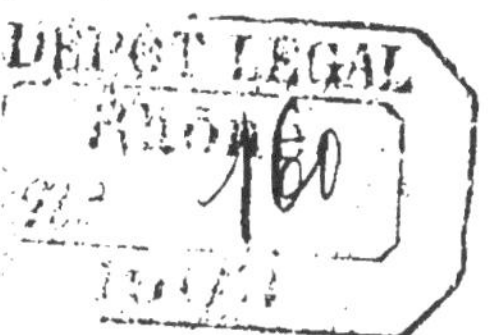

NOTE

SUR

L'HÉPATISME DES ECZÉMATEUX

ET DES

PSORIASIQUES

PAR LE

Dr Clément PETIT

Ancien Interne Pre des Hôpitaux de Paris
Médecin consultant
à Saint-Gervais-les-Bains (Haute-Savoie)

GRANDE LIBRAIRIE MÉDICALE, SCIENTIFIQUE ET INDUSTRIELLE

A. MALOINE

LYON
6, *rue de la Charité*

PARIS
25-27, *rue Ecole-de-Médecine*

1908

NOTE

SUR

L'HÉPATISME DES ECZÉMATEUX

ET DES

PSORIASIQUES

PAR LE

Dr Clément PETIT

Ancien Interne Pre des Hôpitaux de Paris
Médecin consultant
à Saint-Gervais-les-Bains (Haute-Savoie)

GRANDE LIBRAIRIE MÉDICALE, SCIENTIFIQUE ET INDUSTRIELLE

A. MALOINE

LYON — 6, *rue de la Charité*

PARIS — *25-27, rue Ecole-de-Médecine*

1908

DU MÊME AUTEUR

De la réinfection syphilitique, Thèse.................... 1891
Comment doit-on faire sa saison à Saint-Gervais-les-Bains. 1904
Saint-Gervais 1805-1905................................ 1905
Uroséméiologie des eczémateux.......................... 1906
Régime des eczémateux.................................. 1907

INTRODUCTION

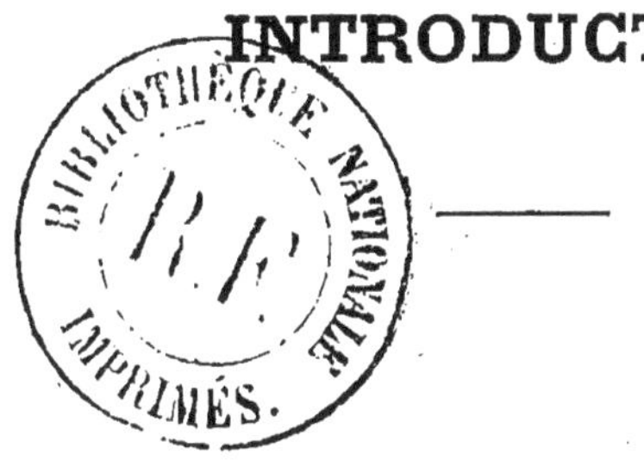

Les eczémateux que nous observons chaque année à Saint-Gervais présentent tous, par leurs antécédents, par leurs symptômes et par les troubles de leur nutrition des caractères communs. On les range dans la grande famille des arthritiques. Il serait, croyons-nous, plus exact d'en faire des hépatiques, l'affaiblissement héréditaire ou acquis de la cellule hépatique rendant parfaitement compréhensibles les récidives fréquentes de la dermatose, ses alternances avec d'autres maladies telles que l'asthme, les douleurs musculaires, les entérites et surtout sa guérison par les eaux chlorurées, sulfatées, légèrement sulfureuses et lithinées.

— Se classant en grande majorité dans les hépatiques uricémiques, les eczémateux peuvent, mais beaucoup plus rarement, appartenir au groupe des cholémiques.

C'est du moins ce qui ressort des analyses biologiques que nous examinerons par la suite.

Il faut tout d'abord nous rendre compte de ce qu'est *l'hépatisme.*

Nous ne pouvons mieux faire que de le demander à l'auteur, qui a su l'exposer d'une façon si claire, si persuasive après les nombreuses observations faites, à Vichy, sur des malades qui semblaient tout d'abord n'avoir d'autre lien commun que la guérison procurée par le traitement hydrominéral.

Glénard (1) nous dit :

« 1° Il existe une famille morbide hépatique dans laquelle rentrent :

A) Les maladies proprement dites du foie (congestion, ictères, lithiase biliaire, cirrhoses).

B) Des espèces morbides parmi celles mal classées dans les névropathies (neurasthénies, hypochondrie, etc.) ou les dyspepsies gastro-intestinales (dyspepsies, gastralgie, hyperchlorhydrie, catarrhe gastrique, dilatation d'estomac, constipation, diarrhée, entérite muco-membraneuse, etc.), la maladie des ptôses viscérales (rein mobile, foie mobile, rate mobile, lobe flottant du foie).

C) Des espèces morbides parmi celles classées sous les noms d'arthritisme, herpétisme, bradytrophie ou maladies par ralentissement de la nutrition, telles que : obésité, lithiase urique, lithiase biliaire, diabète, goutte, rhumatisme goutteux, migraine, asthme. Une variété de chlorose.

D) Des variétés parmi les dermatoses, telles que : eczéma, acné, urticaire, zôna, herpès, chromodermies telles que : xanthélasma, xanthomes, éphélides, masque de la grossesse, chloasma, taches hépathiques, peut-être vitiligo (xanthides, ou hépatides xanthiques) sugillations,

(1) *Rev. mal. nutr.*, n° 1. Janvier 1908, p. 5.

taches ecchymotiques spontanées, acné rosacée, couperose, taches purpurines (cyanides ou hépatides cyaniques).

. . . .

4° Le principe morbide hépatique qui est commun aux divers types physiques du foie, et aux divers syndrômes se succédant chez un même sujet, est leur cause ; c'est une cause seconde, c'est une diathèse, car on donne le nom de diathèse à un principe morbide qui persiste pendant la succession des maladies différentes et dans leurs intervalles chez un même sujet, principe morbide commun qui est en même temps leur cause seconde, et qui persiste alors même que la cause première est supprimée, d'où le nom de *diathèse hépatique*, d'*hépatisme*, que l'on doit donner à la famille hépatique.

5° La cause première est celle qui a déposé dans le foie le germe du principe morbide. Quatre causes premières se trouvent à l'origine des maladies de la famille hépatique : la cause toxique (alcool, essence, plomb, la cause autotoxique, les excès alimentaires) ; la cause infectieuse ; la cause nerveuse ; la cause traumatique. Ce sont ces causes qui, par voie sanguine, biliaire ou nerveuse, déposent dans le foie le germe du principe morbide et créent la disposition à la série évolutive des maladies : c'est l'hépatisme acquis ; celui-ci peut se transmettre d'un sujet à sa descendance, l'hépatisme sera dit alors héréditaire.

6° Il existe une hérédité hépatique (Glénand).

7° Deux caractères symptomatiques prédominants peuvent s'ajouter l'un à l'autre aux caractères généraux de la famille hépatique ; ils justifient de la sorte la division de cette famille en deux embranchements, deux modalités du processus hépatique ; leur expression la plus générale est une adultération du sang, soit par les pigments du metabolisme biliaire ; soit par les éléments du métabolisme urique, l'oligocholie, la gravelle sont les signes respectifs les plus caractéristiques ; la cholémie ou l'uricémie par trouble prédominant, soit de la fonction biliaire, soit de la fonction urique du foie, correspondent à ce que l'on a appelé de tout temps tempérament bilieux, tempérament sanguin.

8° La diathèse ou disposition maladive réside dans la cellule hépatique. »

D'autre part Brocq et Jacquet (1), quoique reconnaissant que les causes des eczémas sont très incertaines, constatent que pour les dermatologistes de l'Ecole française « l'eczéma doit être considéré comme une manifestation externe d'un état général, quelque soit d'ailleurs le nom que l'on donne à cet état général : diathèse, arthritisme, ralentissement ou altération de la nutrition, hérédité, nervosisme.

« Cela revient en somme à supposer dans l'organisme une sorte de force morbide ayant besoin de s'exercer sur un point quelconque de l'économie et portant son action sur la peau dans le cas d'eczéma.

« Il est très difficile, à l'heure actuelle, de donner une démonstration rigoureuse de cette opinion, quelques faits la rendent néanmoins extrêmement probable.

« On sait aujourd'hui que l'introduction dans le sang d'un principe médicamenteux ou toxique (intoxications, maladies infectieuses) peut donner lieu à des éruptions plus ou moins généralisées. N'est-il donc pas logique de penser que les diathèses qui, d'après les conceptions nouvelles se réduisent à des troubles de la nutrition, puissent engendrer l'eczéma par l'intermédiaire des produits toxiques ou d'élaboration imparfaite qu'elles versent lentement et incessamment dans le sang.

« D'autres faits appuient encore la théorie diathésique.

---

(1) Précis élémentaire de dermatologie, p. 20.

Ainsi l'alternance, fréquemment observée de poussées eczémateuses avec des manifestations viscérales diverses, la guérison par une médication exclusivement interne de certains eczémas, enfin l'influence manifeste de l'hérédité sur leur apparition. »

Depuis la publication de Brocq et Jacquet, des travaux ont été faits sur l'eczéma et le psoriasis, notamment par F. Dainville dans sa thèse sur : *Les troubles de la nutrition et de l'élimination dans les dermatoses diathésiques : Eczéma et Psoriasis.*

En voici les principales conclusions :

« *L'urée* est au-dessous de la normale ainsi que la quantité de l'azote total ; la nutrition est retardée.

— *L'urobiline*, au-dessus de la normale résulte d'un fonctionnement anormal du foie et de l'appareil digestif.

— *L'albuminurie* rencontrée assez fréquemment témoigne d'une certaine altération des reins.

— *Le rapport azoturique* abaissé dans la majorité des cas prouve l'élaboration incomplète de la matière azotée, la production excessive de matières extractives azotées, causes de l'auto-intoxication chronique diathésique.

— *L'acide urique* est généralement en excès.

— La *déminéralisation* est très marquée dans la majorité des cas.

— La *toxicité urinaire* révèle des urines très peu toxiques. »

Les recherches auxquelles nous nous livrons depuis trois années chez les eczémateux qui nous sont confiés, n'ont rien modifié aux opinions déjà énoncées par les dermatologistes de l'Ecole française, mais nous avons été frappé par ce fait que toutes les analyses biologiques répondent bien au type des urines hépatiques uricémiques et qu'il serait à la fois plus précis et plus utile de considérer l'eczéma comme une manifestation de l'hépatisme héréditaire ou acquis et de le classer dans l'embranchement de l'uricémie.

L'eczéma qui nous occupe est celui que Brocq définit de la façon suivante :

« On appelle eczéma toute dermotose d'origine en apparence spontanée, et objectivement caractérisée par de la dermite plus ou moins accentuée ; c'est-à-dire par de la rougeur, de l'infiltration du derme, parfois par de la vésiculation et l'exhalation d'un liquide séreux empesant le linge, enfin par de la desquamation de l'épiderme (1). »

Nous laissons de côté les dermatoses passagères ou chroniques dues à des maladies nettement constatées : tuberculose, syphilis, etc. Notre station ne recevant pas comme La Bourboule ou Uriage ces malades qui ne trouveraient pas à Saint-Gervais le soulagement que nos eaux doivent leur procurer. Nous réclamons, en effet, les eczémateux chroniques à manifestations prurigineuses intenses, à poussées aiguës fréquentes et à système nerveux surmené.

Les malades dont les urines ont été examinées par M. Desolmes, chimiste de Paris, sont de cette dernière catégorie.

Les soins qu'il apporte chaque année à ces recherches nous font un devoir, bien agréable d'ailleurs, de lui adresser ici, tant au nom des malades qu'au nôtre, nos remerciements les plus sincères.

Dès leur arrivée nos malades nous fournissent une analyse complète de leurs urines.

Cette analyse des urines des vingt-quatre heures est faite dans les conditions les plus sérieuses pour éviter les causes d'erreur.

---

(1) Brocq et Jacquet. Dermatoses inflammatoires, p. 8.

Voici comment nous procédons :

M. P. Desolmes, chimiste de Paris, a installé à Saint-Gervais un laboratoire pour la durée de la saison thermale (juin-octobre) : aussitôt avisé, il envoie au malade un bocal de deux litres environ, soigneusement désinfecté et contenu dans une boîte en bois, suffisamment élégante pour pouvoir circuler dans les hôtels et les villas sans attirer les regards, ni provoquer de réflexions.

Dans la boîte : une instruction indique exactement ce que doit faire le malade :

1° Il doit se peser ;

2° Il doit indiquer le régime qu'il suit ;

3° Il note les médicaments qu'il prend ;

4° Il doit prendre scrupuleusement les précautions suivantes :

Le matin à 7 heures il urine, jette ces urines et ne les recueille pas dans le bocal.

A partir de ce moment et jusqu'au lendemain matin, à 7 heures, il recueille ses urines dans le bocal muni d'un entonnoir et cela avant de se promener ou d'aller à la selle.

Enfin, qu'il en éprouve le besoin ou non, le lendemain, à 7 heures du matin, il vide sa vessie une dernière fois et termine sa collection.

Ainsi averti, le malade peut nous fournir la totalité des urines émises dans les vingt-quatre heures.

Le chimiste fait prendre le bocal vers 8 heures du matin et commence immédiatement ses recherches.

Dans le délai de vingt-quatre à trente-six heures les résultats sont fournis tant au malade qu'au médecin.

Au cours du traitement ou à la fin de la saison une seconde analyse faite, dans les mêmes conditions, permet de constater les changements survenus dans la nutrition du malade.

Nous verrons successivement la suralimentation, l'alimentation de mauvaise qualité, l'insuffisance de la mastication révéler l'hépatisme latent chez les hériditaires ou le produire chez les non héréditaires.

— Les analyses biologiques des urines confirmeront les données étiologiques, enfin la thérapeutique des eczémateux au point de vue hydrominéral et au point de vue diététique en découlera naturellement.

CHAPITRE PREMIER

Suralimentation

Les manifestations cutanées d'une diathèse arthritique ou lymphatique ou strumeuse ne sont nullement fatales et, si on envisage la peau comme un organe d'élimination et de sensibilité, il est possible de comprendre le retentissement qu'auront sur elle les fonctions hépatiques et rénales.

Une diathèse dont on ne souffre pas n'existe pas, un hépatique héréditaire n'aura jamais souci des maladies paternelles s'il n'a ni coliques hépatiques, ni ictère, ni insuffisance du foie.

Or, un hépatique qui n'a pas d'eczéma quoique son hérédité puisse l'y prédisposer n'aura cure de ses origines.

Ce qu'on est convenu d'appeler héridité n'est pas une chose fatale, inéluctable, c'est tout simplement une prédisposition à la maladie que chacun de nous apporte en naissant.

Tout au contraire, les habitudes familiales défectueuses, tant au point de vue physique qu'au point de vue intellectuel, font apparaître les tares dites héréditaires : un prédisposé qui naîtra dans une habitation humide, où ont été élevés les siens et qui y passera sa première enfance aura quelques-unes des nombreuses manifestations de la strume, mais ce sera l'insalubrité de l'habitation qui deviendra la vraie cause de ses misères.

Si on l'éloigne du milieu familial, s'il quitte une demeure malsaine pour une plus saine, ensoleillée et aérée, sa diathèse pourra ne jamais se manifester.

C'est avec ces idées directrices qu'il faut étudier les maladies de la peau dans leurs causes et dans leur traitement.

Les prédisposés aux affections cutanées, eczéma, psoriasis en première ligne, peuvent bien avoir dans leurs ascendants des hépatiques, des goutteux, des nerveux, mais ce sont les habitudes alimentaires familiales qui créent la dermatose.

Ces habitudes alimentaires amènent rapidement l'intoxication qui menace chacun de nous à un point tel que la peau doit fatalement intervenir dans les éliminations que réclame l'organisme et auxquelles un foie et un rein surmenés ne peuvent plus suffire.

En voici un exemple :

Un enfant de 15 mois est confié aux soins d'une grand'mère pendant les couches de sa mère.

Depuis sa naissance il s'était très bien porté parce que minutieusement alimenté.

Croyant que son petit-fils n'avait pas ce qu'il fallait, la grand'mère lui fit prendre pendant six semaines près de trois litres de lait. L'enfant augmenta de plus de 500 grammes par semaine si bien qu'au bout de six semaines de cette suralimentation forcée il avait pris 3.500 grammes.

De retour, la mère eut peine à le reconnaître tellement le changement était considérable.

Le surmenage de ce petit organisme ne tarda pas à se faire sentir et bientôt apparut un eczéma généralisé qui s'infecta promptement, la température s'éleva vers 40°. Les médecins appelés en consultation firent un pronostic très sombre. Pendant de longs mois l'enfant couvert de plaies dût être alimenté avec quelques cuillerées de lait d'ânesse et pansé plusieurs fois par jour par des gardes-malades qui prirent successivement des panaris à tous les doigts. Enfin la peau se sécha, les plaies se désinfectèrent et l'enfant guérit de son eczéma suraigu en gardant de l'eczéma sec disseminé aux membres, à la face, au pourtour des lèvres jusqu'à l'âge de 7 ans, époque à laquelle je le vis pour la première fois à Saint-Gervais en 1906.

Ses fonctions digestives étaient encore peu régulières et une poussée d'entérite aiguë vint gêner le traitement qui consista en bains, pulvérisations, et eau de la source Gontard en boisson.

Il quitta cependant la station complètement débarrassé de son eczéma.

Le régime le plus sévère fut conseillé et pendant l'année 1906-1907 la santé de l'enfant fut parfaite.

En 1907 il refait une cure de précaution.

Les antécédents de cet enfant démontrent tant du côté paternel que du côté maternel une héridité nettement hépatique : coliques hépatiques, coliques néphrétiques, goutte, etc. Mais ne peut-on pas admettre que la suralimentation, dans un organisme prédisposé, a fait éclore le mal qu'un régime mieux compris n'aurait jamais provoqué.

Cela nous paraît d'autant plus exact que le frère, plus jeune d'un an et demi environ, né des mêmes parents, avec les mêmes antécédents paternels et maternels, mais mieux gouverné par une mère désormais instruite et craintive n'a jamais eu la moindre manifestation cutanée.

Dès la première année de sa vie le nourrisson est souvent suralimenté quoique ne prenant que du lait, mais en trop grande quantité, l'enfant au sevrage est presque toujours, lui aussi, bourré d'aliments indigestes comme le fait si bien remarquer Albahari (1).

Le lycéen à son tour mange beaucoup trop et ses parents ne le limitent jamais sur les friandises ; le chocolat traditionnel des collégiens vient encore augmenter la ration journalière au détriment des organes d'élimination. Si une dermatose ne se manifeste pas encore avec intensité, les furoncles, l'acné sont l'apanage de tous les jeunes gens.

Jusqu'à un certain point on peut permettre aux jeunes qui prennent beaucoup d'exercice une nourriture au-dessus du nécessaire, mais il devient pour les adultes très dangereux d'outrepasser la mesure.

N'est-ce pas grâce à la suralimentation imposée à un tuberculeux que nous le faisons devenir arthritique, de scrofuleux ou lymphatique qu'il était ?

L'apparition de cristaux d'acide urique dans les urines d'un tuberculeux guéri n'indique-t-elle pas la modification profonde qui s'est produite dans sa nutrition ?

Si donc nous voyons les tuberculeux guérir parce qu'ils sont devenus arthritiques, nous pouvons conclure à la possibilité de devenir eczémateux par suralimentation ou alimentation mauvaise.

L'analyse d'une malade soignée pendant plusieurs années pour des lésions du sommet gauche est intéressante à relater : elle marque en effet le début de la guérison.

Elle remarque un matin la présence de sable rouge dans ses urines et voici ce que trouva le chimiste :

Nombreux cristaux d'acide urique, quelques-uns volumineux.

Hypoexcrétion urique relative à l'uréé.

Hypophosphaturie et hypoclhorurie relatives à l'azote totale.

---

(1) *Revue scientifique*, n° 22, novembre 1907, p.

Hyperacidité accusée, absolue et relative aux éléments dissous.

Tous caractères des urines arthritiques ou hépatiques.

Cette malade avait passé plusieurs hivers dans le Midi avec des bronchites fréquentes et à partir du moment où de tuberculeuse elle est devenue arthritique, presque goutteuse, ses lésions se cicatrisèrent, elle ne toussa plus et enfin put subir les fatigues d'une grossesse sans le moindre retour offensif de sa maladie ancienne. Mais elle avait de l'acné due à son régime alimentaire gras et surtout carné.

Nous pourrions citer ici les méfaits de la suralimentation sur le foie, qu'il nous suffise de renvoyer le lecteur au livre si documenté de Pascault : *L'Arthritisme par suralimentation.*

Mais il est intéressant de faire voir par quelques chiffres l'alimentation trop abondante de nos adultes contemporains.

En effet, voici deux régimes : le premier mixte, c'est-à-dire composé de viande, de légumes, de céréales, et que beaucoup pourraient croire bien inoffensif. Le second lacto-ovo-végétarien.

Les calories nécessaires à l'entretien d'un homme adulte sont, on l'a calculé, de 2.500 à 3.000 par 24 heures.

Au-delà de ce dernier chiffre commence la suralimentation, le surmenage hépatique, l'intoxication.

Premier régime :

400	grammes	de café au lait produisant........	271	calories.
500	—	de pain produisant..............	1.254	—
700	—	d'eau.........................	»	—
100	—	de bifteck produisant...........	248	—
100	—	de purée de pommes de terre prod.	60	—
		A reporter............	1.833	calories.

	Report.	1.833	calories.
250 grammes	de crême à la vanille produisant.	300	—
300 —	de potage au lait et aux pâtes prod.	101	—
100 —	de macaroni produisant.	358	—
50 —	de salade produisant.	3	—
50 —	de riz au lait produisant.	104	—
60 —	de fromage produisant.	232	—
50 —	de sucre pour la journée produis.	205	—
	café du café au lait produisant. . .	2	—
	Total pour la journée.	3.138	calories.

Chiffre supérieur aux besoins de l'organisme et capable de produire les accidents dus à la suralimentation.

Second régime sans viande :

400 grammes	de café au lait produisant.	271	calories.
700 —	de pain produisant.	1.755	—
700 —	d'eau.	»	—
50 —	de laitue cuite produisant.	3	—
150 —	de purée de pommes de terre prod.	87	—
250 —	de crême à la vanille produisant.	300	—
300 —	de potage au lait et aux pâtes prod.	101	—
100 —	de macaroni produisant.	358	—
50 —	de salade produisant.	3	—
50 —	de riz au lait produisant.	104	—
60 —	de fromage produisant.	232	—
50 —	de sucre produisant.	205	—
	café du café au lait produisant. . .	2	—
	Total pour la journée.	3.421	calories.

Dans ce second régime, le nombre des calories est encore plus exagéré, et pour arriver à mieux répondre aux besoins de l'organisme, le pain aurait dû être diminué dans d'assez notables proportions.

Ces deux régimes qui semblent, à première vue, bien loin des repas habituels de la plupart de nos contemporains sont cependant déjà dangereux et leur prolongation arriverait fatalement à manifester un hépatisme héréditaire ou à produire un hépatisme acquis par suralimentation.

Il est donc facile de comprendre combien doivent être dangereux les repas modernes dans lesquels figurent deux ou trois plats de viande, des œufs sous toutes les formes, à peine quelques légumes verts.

Ces repas sont le plus souvent arrosés de vins variés et l'énorme quantité d'alcool ingérée chaque jour ne contribue pas peu à rendre nos foies insuffisants. En effet, on ne se rend pas compte de la quantité d'alcool contenue dans le vin de table même le plus ordinaire.

Un homme qui travaille de ses bras ou un intellectuel qui ne travaille que du cerveau et qui boivent chacun un litre de vin par jour à 10°, titre moyen de nos vins de table, ignorent que ces 10° veulent dire que le litre contient 100 centimètres cubes d'alcool à 100° ou 200 grammes d'eau-de-vie à 50°.

Or un verre à boire ordinaire contient 200 gr.

Si bien que chaque litre de vin consommé équivaut à un plein verre d'eau-de-vie.

Que cet alcool dilué dans le vin soit moins dangereux que pris sous forme de liqueur ou d'apéritif, cela est possible, quoique nullement démontré.

Il n'en reste pas moins ce fait qu'au régime de suralimentation s'ajoute trop souvent l'intoxication lente, mais fatale du foie par l'alcool et qu'en admettant qu'il ne soit pas héréditaire, l'hépatisme est bientôt créé et capable de produire de l'eczéma, du psoriasis, de l'acné.

Comme conclusion de ce premier chapitre nous pourrons donc dire que l'alimentation moderne, trop abondante, surmène le foie et engendre tous des troubles de nutrition, parmi lesquels nous trouvons souvent l'eczéma et le psoriasis.

CHAPITRE II.

Mauvaise alimentation

Dans ce second chapitre nous examinerons l'alimentation mauvaise à deux points de vue.

Tout d'abord certains aliments, de très bonne qualité intrinsèque, sont dangereux pour les héréditaires hépatiques et, à la longue, ils le deviennent par l'abus, chez les non héréditaires.

En second lieu, beaucoup d'aliments sont aujourd'hui falsifiés et ne remplissent plus le but cherché, ils s'adaptent mal aux besoins de l'organisme et deviennent ainsi la cause d'intoxications.

A. **La Viande.**

L'usage et surtout l'abus de la viande non associée à une suffisante quantité d'aliments tirés du règne végétal produisent dans l'organisme des désordres nombreux et cela non seulement chez l'homme, mais chez les animaux qui comme l'homme peuvent faire usage d'aliments tirés du règne animal, du règne végétal et du règne minéral.

F. Houssay (1), étudiant six générations de Poules Carnivores au point de vue des variations, nous fait toucher du doigt les inconvénients de la viande fraîche de bonne qualité ; en voici un trop court résumé.

1° *Auto-intoxication.* — « Non seulement, comme le dit Bouchard, qui a tiré de cette notion un si grand parti, l'auto-intoxication est *toujours imminente*, mais elle est *permanente ;* elle est non seulement humaine, mais universelle. C'est une pesanteur et plus que celle-ci, sans doute, limite leur croissance. Elle doit être comptée comme une cause primordiale, toujours présente, non seulement dans les états pathologiques, mais dans tous les phénomènes physiologiques et morphologiques. »

Les poules carnivores comparées aux poules granivores, comme témoins, accusent, d'après leur courbe de croissance, une auto-intoxication plus accentuée.

« 2° *Variations du rein et du foie.*— Ces deux organes augmentent d'abord de volume pour subir ensuite une régression de surmenage.

Pour le rein l'hyperproduction azotée, pour le foie, la transformation des graisses normales en graisses de carnivores montrent l'intoxication se continuant de génération en génération.

« 3° *Valeur de la viande et des graines.* — Pour apprécier la valeur alimentaire d'une substance donnée, il faut bien s'entendre sur la réaction que l'on demande à l'organisme de manifester, comme marque du succès de son alimentation. Veut-on qu'il soit plus grand, plus robuste, c'est-à-dire capable de fournir une plus grande quantité de travail, ou désire-t-on au contraire sacrifier quelque chose des qualités précédentes pour que l'organisme *dure* plus longtemps ? Il faut faire intervenir en ligne de compte

(1) Archives de zoologie expérimentale, mai 1907.

l'usure organique par les divers régimes, qui est en raison de leur toxicité et de la grande quantité des déchets accumulés,

« Or, cette toxicité plus grande du régime carné est surabondamment prouvée par notre longue expérience. C'est le *défaut* qui contrebalance les incontestables *qualités* de cet aliment.

« Dans le jeune âge, la quantité de rein, la grandeur de l'élimination sont proportionnellement plus fortes, les qualités de la ration se montrent alors sans être atténuées par leur inconvénient. Plus tard, avec une élimination moindre, l'inconvénient contrebalance l'avantage et même le surpasse.

« Il y a donc lieu, en pratique, de peser et d'évaluer des séries d'indications contradictoires et la règle qui me paraît ressortir aussi bien de ces expériences que des observations, valables pour l'homme, faites sur moi et autour de moi, est l'usage de la viande pendant la croissance et l'abstinence de cet aliment passé l'âge adulte. »

Ces conclusions d'Houssay, nous les admettrions si la prédisposition héréditaire n'existait pas chez l'homme, et si d'autre part l'homme enfant, l'homme en croissance avait comme les pigeons ou les poules l'instinct de régler la quantité de ses aliments sur ses besoins pour entretenir son poids, sa vie. Il n'en est pas ainsi dans l'espèce humaine où la suralimentation des jeunes est toujours la règle. Il faut donc préférer l'alimentation végétale, dont l'exagération à moins d'inconvénient, à l'alimentation carnée dont les dangers ne sont compensés que par un fonctionnement plus actif des organes d'élimination et dont les avantages ne sont que passagers.

« 4° *Pathologie*. — Diverses sortes de manifestations arthritiques se sont montrées au cours de cette expérience et, incontestablement de tous les phénomènes pathologiques, elles étaient les plus attendues. La forme la plus caractérisée et la plus visible a été l'arthrite douloureuse avec gonflement et déformation des jarrets, c'est-à-dire des articulations tibio-tarsiennes ; elle s'est montrée progressivement.

Chez les poules granivores initiales et chez les premières carnivores on n'avait rien remarqué de semblable, malgré l'attention apportée à observer les animaux en expérience.

...... Inquiété par les difficultés de l'élevage et désormais fixé sur les suites possibles de l'affection si on la laissait évoluer, je résolus de la soigner. En septembre 1903, vers le 90me jour, deux coqs commencèrent à fléchir sur les jarrets et à se tenir difficilement debout. Je les fis isoler et nourrir pendant huit jours avec de la bouillie de farine mélangée de son et de feuilles hachées de laitue crue. Ils guérirent complètement ; c'était une nouvelle façon de prouver que la cause du mal était bien le régime.

« A la 5me génération, un coq commença à prendre, au 54me jour de sa vie, une allure maladive qui me porta à le remettre au régime végétal, pain et salade ; mais il ne l'accepta pas et ses compagnons non plus. L'évolution des instincts et des appétits commençait à se faire ; pas encore cependant d'une façon irréductible. Car trois animaux laissés en présence du pain trempé pour toute nourriture se décidèrent à le manger. A ce régime le premier coq se remit complètement, mais au bout de huit jours, lui et les autres refusèrent à nouveau l'aliment. Comme le but poursuivi était atteint, je n'insistai pas.

« Le fait a un double intérêt : la guérison par le régime végétarien et la répugnance qu'éprouvent pour lui des animaux chez lesquels il était normal quelques générations plus tôt et dont les parents l'acceptent encore à l'occasion. Les apôtres du végétarisme rencontrent dans leur propagande des circonstances de ce genre.

« En outre des arthrites douloureuses et déformantes dont nous venons de parler, beaucoup des animaux étudiés, surtout dans les dernières générations, montrèrent sur les pattes une réaction cutanée assez curieuse. La peau se boursouflait, soulevant les écailles, prenant un aspect dartreux et produisant une desquamation furfurale assez abondante. Cette affection, une fois déclarée, ne régressait jamais ; je dois dire que jamais non plus je n'ai, à cause d'elle, interrompu le régime.

« Les premières générations de mes animaux, mis jeunes en expérience, ne la montrèrent pas. J'en ai au contraire observé le développement rapide chez un grand nombre, au moins les deux tiers, des poules déjà âgées, que j'achetais pour faire des incubations et que je mettais au régime de la viande, afin qu'elles puissent tout de suite conduire à cet aliment les jeunes poussins qu'elles auraient à élever. J'ai parfois remarqué, sur les poules élevées dans les fermes des environs de Paris, une affection semblable, moins étendue toutefois et ordinairement limitée à la base de la patte. Il faut ajouter qu'en raison de la vente facile de leurs œufs, les animaux en question sont copieusement nourris et même surnourris avec diverses préparations à base de poudre de viande.

« Dans la mesure où il est permis d'identifier les processus pathologiques chez les êtres aussi éloignés que les oiseaux et l'homme, je comparais assez volontiers la manifestation que je viens de décrire à une poussée herpétique ou eczémateuse. »

Cette étude expérimentale de la viande sur des animaux qui peuvent en vivre mais finissent par en mourir parce qu'elle les intoxique lentement mais sûrement, peut être rapproché des travaux de Combes, qui, mesurant dans les selles les sulfoéthers, conclut qu'ils sont d'autant plus abondants que le régime carné est plus absolu et d'autant moins perceptibles qu'on y ajoute à chaque repas une plus grande quantité de farineux.

L'entérite n'a été vue par lui dans les campagnes Suisses que dans les familles des bouchers.

Le seul eczéma indigène que nous ayions rencontré à Saint-Gervais était celui de la fille d'un des bouchers s'alimentant avec une trop grande quantité de viande.

Chez les Poules d'Houssay nous rencontrons tous les symptômes que Glénard met sous la dépendance de l'hépatisme y compris les manifestations cutanées.

La viande ne suffit pas à notre organisme et elle peut même lui nuire parce qu'elle ne renferme pas les sels indispensables à l'équilibre de nos humeurs.

Nous pourrions les trouver dans le pain, mais ici encore nous sommes en face d'un aliment insuffisant comme l'ont démontré tous les chimistes qui se sont occupés de cette question.

B. **Le Pain.**

Armand Gautier (1) constate que « le bluttage exagéré « des farines, depuis l'essor pris par la *mouture hon-* « *groise* ou à cylindres, en substituant au pain ordinaire « un pain plus blanc, mais moins nutritif, moins phos- « phoré, moins azoté, est une des causes de l'affaiblisse- « ment de la santé générale en Europe ».

L'observation suivante, quoique n'étant pas celle d'un eczémateux, a cependant une grosse valeur pour bien montrer l'influence des sels et surtout des phosphates dans la nutrition des malades atteints d'une dermatose quelle qu'elle soit.

Soumis à la suralimentation pour des lésions d'un sommet, M. X..., âgé de 30 ans, augmente rapidement de poids et se guérit dans un sanatorium suisse, mais il est, à la suite de son régime spécial, sujet à des poussées d'urticaire très pénibles : les placards d'urticaire occupent tantôt la moitié de la cuisse, tantôt la moitié d'un bras

(1) L'alimentation et les régimes, p. 204.

ou des deux à la fois, tantôt un côté du cou ou de la face, causant les démangeaisons habituelles dans cette dermatose.

Une première analyse complète de ses urines nous révèle, pour un poids de 73 kilogr. 800 et un régime dont voici les menus (jour de la collection des urines) :

Petit déjeuner du matin : Chocolat au lait.

Déjeuner de midi :
Pâté de veau à la gelée.
Pigeons braisés aux nouilles.
Côtes de bœuf à la broche
Pommes de terre frites.
Fromage.
Fruits. Pain blanc.

Dîner de 7 heures :
Consommé aux œufs.
Filets de soles Portugaise.
Longe de veau.
Haricots verts.
Perdreaux rôtis.
Salade.
Glace aux fraises.
Pâtisseries. Dessert.
Pain blanc ordinaire.

	Urine normale	*Urine examinée*
Volume en 24 heures :	1.300 à 1.400 cc. soit par kilo corporel 20 à 22 cc.	1.170 cc. 15 cc. 8
Couleur :	jaune citrin	jaune foncé
Réaction :	franchement acide	hyperacide
Densité à + 15° :	1.019 à 1.021	1.031,5

	Normale par 24 h.	Urine examinée.
Résidu total :	52 à 56 gr.	81,55
Résidu minéral :	16 à 18 gr.	26,68
Résidu organique :	36 à 38 gr.	54,87
Urée :	25 à 26 gr.	40,45
Acide urique :	0,50 à 0,52	0,778
Dérivés puriques :	0,61 à 0,63	1,03
Acide phosphorique :	2,60 à 2,80	2,10
Chlorure de sodium :	10,50 à 11	18,25
Acidité en P^2O^5 :	2,30 à 2,40	4,37

Examen microscopique : Petits cristaux assez nombreux d'oxalate de chaux.

Rapport de l'acide phosphorique à l'azote total : 9,4 0/0 au lieu de la normale 18 à 19 0/0.

Ce qui frappe surtout dans cette analyse d'ancien tuberculeux devenu arthritique, c'est le rapport de l'acide phosphorique à l'urée abaissé de près de moitié.

N'y avait-il pas là un trouble de nutrition accentué ; l'équilibre des humeurs de ce malade n'était-il pas rompu ?

Tous les traitements jusque-là prescrits étaient restés sans résultats, le régime le plus sévère avait été conseillé et scrupuleusement suivi.

Une seule indication semblait subsister :

Ramener le rapport de l'acide phosphorique à l'urée au voisinage de la normale.

Conseiller à un malade suralimenté en viande de supprimer subitement ce régime créateur de l'arthritisme qui l'avait mis à l'abri des redoutables atteintes de la tuberculose pulmonaire semblait impossible.

Voici quel fut le traitement suivi pendant vingt jours de saison à Saint-Gervais :

1° Ne pas modifier le régime, éviter seulement les œufs

conservés, les mets épicés, le gibier faisandé et manger du pain complet à la place du pain blan ordinaire.

2° Boire chaque jour 400 grammes (deux verres) d'eau la source Gontard.

3° Faire de l'exercice sans aller jusqu'à la fatigue, mais régulièrement chaque jour.

Une seule poussée d'urticaire, à la suite de l'ingestion d'œufs conservés, dans un entremet, s'est produite, mais a été de peu de durée et dix-huit jours après le début du traitement voici les résultats donnés par une seconde analyse :

Le poids de 73 kilogr. 800 est passé à 74,700 en augmentation de 900 grammes malgré de nombreuses et quelquefois trop longues excursions.

Le volume des urines a augmenté de 230 gr. (1.170-1.400).

La densité est de 1.021,6 au lieu de 1.031,5.

Le résidu total passe de	81,55	à	71,26
Le résidu minéral passe de	26,68	à	25,34
Le résidu organique passe de........	54,87	à	45,92
L'urée passe de	40,45	à	33,71
L'acide urique passe de.	0,778	à	0,735
Les dérivés puriques passent de	1,03	à	0,94
L'acide phosphorique passe de	2,10	à	3,40
Le chlorure de sodium passe de.....	18,25	à	11,45
L'acidité passe de..................	4,37	à	4,50

L'examen microscopique ne révèle plus que quelques rares cristaux d'oxalate de chaux.

Enfin, le rapport de l'acide phosphorique à l'azote total passe de 9,4 0/0 à 18,2 0/0 et devient normal.

Le seul alimment contenant des phosphates et qui ait été ajouté au régime est le pain complet et c'est à lui qu'il faut attribuer la rephosphatisation de notre malade.

Le terrain arthritique du malade n'a pas été modifié, l'hyperacidité décélée au début du traitement persiste et s'accentue même, mais l'urée, l'acide urique, les dérivés puriques ont diminué, l'acide phosphorique et le chlorure de sodium ont augmenté, le premier de 40 0/0, le second de 60 0/0.

Jamais le malade n'avait été si longtemps sans poussée d'urticaire : il peut donc être considéré comme notablement amélioré, si non guéri.

L'équilibre de sa nutrition s'est donc rétabli, ses humeurs, son sérum sanguin se trouvent dans un meilleur état et les tissus qui sont traversés, imbibés, nourris et dépurés par un sang meilleur, fonctionnent mieux, la peau retrouve son intégrité primitive.

Quoique non falsifié intentionnellement le pain moderne ou pain blanc est insuffisant à tous points de vue et constitue un mauvais aliment, il faudrait faire usage d'un pain moins bluté, car c'est précisément sous l'écorce dans le son que se trouvent les phosphates dont manquent nos eczémateux et qui leur serait d'une si grande utilité pour se débarrasser de leur dermatose.

Frichot (1) nous fait bien comprendre ce qu'est le pain moderne, il nous dit en effet :

« Afin d'obtenir une farine d'une bonne conservation, « et donnant un pain blanc et de bonne levée, la meune- « rie a cherché à exclure de ses farines premières les « produits de la membrane embryonnaire et du germe. « Mais dans l'impossibilité où elle s'est trouvée de « pouvoir extraire du grain l'albumen seul, elle a préféré « diminuer son extraction en farine première et perdre « une partie des produits de l'albumen avec ceux de la « membrane embryonnaire. Elle en est arrivée à exclure

(1) Etudes et recherches sur le grain de Blé, 1899.

« la presque totalité de la farine du broyage dans la-« quelle se trouvent plus spécialement les produits de « l'assise digestive.

« D'élimination en élimination, et la concurrence ai-« dant, elle a fini par n'extraire du grain que 50 à 60 0/0 « de farine première, et à ne tirer cette farine que du « centre de l'albumen, c'est-à-dire de la partie du grain « la moins riche en substances azotées, et *ne contenant « presque pas de matières phosphatées et minérales*. D'où « les plaintes justifiées de savants distingués et de doc-« teurs éminents, disant que le pain blanc de nos jours « ne contient plus tous les éléments nutritifs du pain de « blé, et qu'il n'est pas un aliment *complet*. »

Il est une autre considération importante pour nous Français : d'une part nos farines sont trop blutées et ne contiennent pas les éléments que nous serions en droit d'y trouver, mais d'autre part les blés qu'on cultive dans notre pays sont des *blés tendres* qui ne supportent pas d'autre opération que celle que leur font subir nos meuniers. Ils faut, pour obtenir des farines plus complètes, plus en rapport avec les exigences du bon fonctionnement de nos organes, décortiquer simplement le grain de blé comme on décortique les pois et les lentilles et se servir de blés qu'on ne trouve qu'à l'étranger, c'est-à-dire de blés durs.

Il est donc permis d'accuser l'usage immodéré de pain que l'on fait en France d'être une cause d'hépatisme, d'une part en acidifiant, comme la viande, nos humeurs et d'autre part en ne contrebalançant pas cet inconvénient par une suffisante teneur en sels minéraux et plus spécialement en phosphates.

C. **Les Œufs.**

Aux œufs on peut adresser les mêmes reproches qu'à la viande, ils contiennent des graisses et de l'albumine, peu de sels minéraux, ceux-ci sont contenus dans la coquille.

Kœnig nous donne les chiffres suivants :

Œuf de poule complet :	Albumine	12,55
	Graisses	12,11
	Autres matières non azotées	0,53
	Sels	1,12
	Eau	73,67
Blanc d'œuf de poule :	Albumine	12,87
	Graisses	0,25
	Autres matières non azotées	0,77
	Sels	0,61
	Eau	85,50
Jaune d'œuf de poule :	Albumine	16,12
	Graisses	31,19
	Autres matières non azotées	0,48
	Sels	1,01
	Eau	51,03

Le foie est donc obligé, avec cet aliment, de donner, tant au point de vue de l'émulsion des graisses que de la transformation des albuminoïdes en urée, le maximum de travail.

L'œuf est l'aliment du sevrage, l'œuf est l'aliment de l'enfant, de l'adulte et du vieillard dans les classes aisées ; il est considéré comme le plus substantiel et le plus complet des aliments.

L'analyse que nous en donnons plus haut suffit à démontrer le contraire.

— Si nous avons choisi certains aliments, la viande, le pain, les œufs qui sont les plus employés, les plus appréciés par tous, c'est que nous considérons leur abus, voire même leur usage, comme un des facteurs les plus puissants du développement des dermatoses d'origine hépatique quand ils sont frais et de bonne qualité et que nous les considérons comme absolument dangereux quand ils sont ou falsifiés ou avariés.

Or, ils le sont trop souvent.

La viande, sans parler du gibier faisandé, de la charcuterie, est souvent trop avancée pour ne pas être dangereuse pour notre foie. De plus elle est falsifiée par l'alimentation mauvaise de nos animaux domestiques. Que penser en effet des poules de Houssay point de vue alimentaire ?

Atteintes de toutes les infirmités, dégénérées, incapables de fournir des œufs bien formés, ces pauvres bêtes eussent été certainement fort dangereuses pour l'intégrité de nos fonctions digestives. Et cependant il n'employait que de la viande fraîche : les éleveurs de volailles préfèrent les viandes pourries.

Nos animaux de boucherie sont trop souvent aujourd'hui engraissés artificiellement avec des drèches ou des tourteaux qui les intoxiquent au point que les vaches laitières deviennent pour nos nourrissons de véritables empoisonneuses, si elles consomment ces aliments anormaux.

Les œufs, comme la viande, sont rarement frais. Pendant une longue période de l'année les poules cessent de pondre. Aussi la quantité d'œufs conservés, toxiques, explique-t-elle aisément les accidents hépatiques et cutanés si souvent observés à la suite de leur ingestion.

Le pain enfin, préparé comme nous l'avons vu avec des farines trop blutées est presque toujours mal cuit, parce qu'il est introduit dans des fours trop chauds qui favorila formation rapide de la croûte. La mie retient alors trop d'eau et en vingt minutes le pain semble cuit alors qu'il en faut normalement cinquante.

Le pain est alors lourd, indigeste, pas stérilisé et incapable de se conserver.

Il n'est pas nécessaire d'ajouter ici les inconvénients que peut avoir pour nos organes digestifs l'addition de talc ou autres produits utilisés par les commerçants peu scrupuleux pour falsifier le pain.

Nous nous arrêterons, pour terminer ce chapitre, sur un point très important qu'ont signalé Jacquet, Pascault et Monteuuis : la *tachyphagie*, réminiscence du Fletchérisme.

Ces auteurs ont en effet attiré l'attention des médecins sur la déplorable habitude qu'ont nos contemporains de manger trop vite.

Si des aliments mauvais ou falsifiés sont introduits dans l'estomac sans avoir subi l'influence salutaire de la salive, ils vont être encore plus dangereux et Jacquet n'hésite pas à voir dans la tachyphagie une cause de nos dermatoses.

En effet, les aliments mal insalivés produisent des substances toxiques qui exigent de la peau, des reins, des poumons un travail d'élimination beaucoup plus considérable, mais par surmenage du foie dont le rôle anti-toxique devient insuffisant.

La conclusion de ce second chapitre doit être la suivante : Nous mangeons des aliments mal appropriés à nos besoins et nous les mangeons trop souvent avariés, créant ainsi l'hépatisme et les dermatoses par trouble de la nutrition.

CHAPITRE III

Analyses biologiques

A propos des urines des hépatiques Blarez (1) nous dit : « L'acidité des urines est augmentée, parfois dans de grandes proportions, avec présence d'acide lactique libre.

« L'urée est notablement diminuée par rapport à l'ensemble des autres éléments et par rapport notamment à l'acide urique. C'est un des caractères les plus tranchés de l'insuffisance hépatique, mais en revanche l'ammoniaque augmente très sensiblement.

« Le rapport azoturique est bien diminué. »

Or, dans les analyses de nos eczémateux, ces grands caractères se rencontrent d'une façon constante.

L'hyperacidité ne fait jamais défaut.

L'urée est diminuée.

L'acide urique est au-dessus de la normale.

La teneur en phosphates est toujours au-dessous de la normale.

---

(1) Ch. Blarez : L'urine au point de vue chimique et médical, p. 268.

Dans un précédent travail : Uroséméiologie des eczémateux, nous avons dépouillé 42 analyses d'eczémateux ; nous pourrions aujourd'hui en résumer 150.

Nous croyons plus utile pour notre thèse de prendre quelques malades ou longuement suivis ou plus particulièrement hépatiques et d'exposer leur histoire

La première observation qui ait attiré notre attention sur les rapports qui doivent exister entre l'hépatisme et l'eczéma est celle d'un malade, âgé de 44 ans, dont le père a fait à Vichy, pour des coliques hépatiques, quatorze saisons en vingt ans.

Son frère a déjà eu plusieurs coliques hépatiques, ses deux sœurs également.

Lui n'a jamais souffert du foie ni de l'estomac, mais dès son enfance il a eu des poussées d'eczéma plus ou moins éloignées jusqu'à l'âge de 39 ans.

Il vit alors sa dermatose prendre de très inquiétantes proportions et recouvrir parfois la totalité de la surface cutanée : eczéma, très prurigineux, tantôt sec, tantôt humide, s'infectant facilement et causant lymphangites, abcès, phlegmon même.

Il avait remarqué que chacune de ces crises était toujours précédée d'une abondante émission de sable rouge dans ses urines.

Enfin il m'est donné de l'examiner à Saint-Gervais en 1907.

Son analyse d'urine est intéressante, car depuis plusieurs années, sur le conseil des médecins qui l'ont soigné, il a supprimé tous les alcools, le vin, le café, les liqueurs, la viande, le poisson.

Son régime est lacto-ovo-végétarien.

Les poussées sont moins fréquentes, moins fortes et nous pensons que l'usage assez répété des œufs en toutes saisons peut expliquer la persistance de la dermatose.

Il mange très vite et vraisemblablement trouve là encore un moyen d'entretenir son eczéma.

Voici quel fut le jour de sa première analyse, le régime qu'il suivit et qui était conforme à ses habitudes :

Le matin : un bol de café au lait (très peu de café).
100 grammes de pain.
3 morceaux de sucre.

A midi : omelette de 2 œufs.
pommes de terre en purée.
salade au citron.
chou-fleur.
orange.
fromage à la crême.
pain, 200 grammes environ.
eau, 300 grammes.

Le soir : riz.
épinards.
gateau de Savoie.
orange.
pain blanc ordinaire, 150 grammes.
eau, 400 grammes.

Avec ce régime les résultats furent les suivants :

Poids net. 77 k. 500.
Volume... 870 cc.
Densité... 1030.
Réaction.. franchement acide.

Résidu total	52.80	par 24 heures.
— organique	27.50	—
— minéral	25.30	—
Urée	19.40	—
Acide urique	0.526	—
Dérivés puriques	0.639	—
Azote de l'ac. urique	0.175	—
— des extractifs	1.696	—
— de l'urée	9.048	—
— total	10.919	—

Acide phosphorique total...........	2.52	par 24 heures.
Chlore total.........................	9.08	—
Chlore du chl. de sodium...........	15.10	—
Acidité en P^2O^5	2.41	—
— en cc. de liqueur normale...	33.9 cc.	—

Indican : quelques traces.

Oxalats de chaux : nombreux cristaux.

Rapports d'échanges nutritifs.

Du résidu minéral au résidu total........	47.9 %	
au lieu de........		30 à 32 %.
Des chlorures au résidu total..............	28.6 %	
au lieu de........		15 à 19 %.
Du résidu minéral (sans chlorures) au résidu total.	19.2 %	
au lieu de........		12 à 15 %.
De l'urée au résidu total.................	36.7 %	
au lieu de........		48 à 50 %.
De l'acide urique à l'urée...............	2.7 %	
au lieu de.........		2 %.
Des dérivés puriques à l'urée............	3.2 %	
au lieu de........		2.50 à 2.75 %
De l'acide phosphorique à l'azote total....	23.1 %	
au lieu de........		18 à 19 %.
Du résidu minéral à l'azote total.........	231.8 %	
au lieu de........		125 à 131 %.
De l'azote de l'urée à l'azote total........	82.8 %	
au lieu de........		85 à 88 %.
De l'azote de l'acide urique à l'azote total.	1.60 %	
au lieu de........		1.22 à 1.24 %
De l'azote des extractifs à l'azote total....	15.5 %	
au lieu de........		11 à 13 %.
De l'acidité au résidu total...............	4.56 %	
au lieu de........		3.50 à 4 %.

Cette analyse est intéressante à divers points de vue.

Malgré la sévérité du régime prescrit, la caractéristique de l'hépatisme persiste :

Oligurie.

Abaissement de l'urée par rapport à l'acide urique et aux dérivés puriques, déperdition en chlorures hyper-acidité.

Mais les chiffres obtenus sont ceux du régime lacto-ovo-végétarien et le malade avoue n'avoir constaté d'amélioration de sa dermatose que depuis qu'il a supprimé la viande et de même ne la voir revenir à l'état aigu que lorsqu'il en fait accidentellement usage.

C'est un hépatique uricémique à foie insuffisant qui émulsionne mal les graisses et ne neutralise pas les toxines de la viande même fraîche et de bonne qualité.

Dix jours plus tard avec 400 grammes d'eau de la source Gontard, d'abondantes transpirations et de la diarrhée, et le même régime ; le volume atteint 1100 grammes, la densité tombe à 1025,3, l'urée augmente de plus d'un gramme, les chlorures de près de 5 grammes ; le rapport de l'urée au résidu total augmente. Celui de l'azote de l'urée à l'azote total se rapproche de la normale 85,6.

Le foie a donc mieux fonctionné, grâce à l'eau ingérée, qui est ici le seul facteur qu'on puisse faire intervenir.

L'eczéma de la face et des aisselles a presque disparu et ira en s'atténuant jusqu'à la fin de la cure.

Si à Saint-Gervais, a pu dire Billoud, la guérison de l'eczéma est la règle, c'est, croyons-nous, parce que l'eau avec sa composition toute spéciale agit directement sur le foie (1).

Nos coloniaux y trouvent chaque année le soulagement de leurs congestions hépatiques.

A la décongestion hépatique obtenue par les sels des eaux de la source Gontard :

Sulfate de soude,
Chlorure de calcium,
Sulfate de chaux,
Sulfate de potasse,
Sulfate de magnésie,

s'ajoute l'effet spécial du sulfate de lithine sur l'état général, sanguin, goutteux, uricémique de nos eczémateux et il est permis de faire ici remarquer que les 0,077 de ce sel classent St-Gervais à la tête des eaux lithinées de France.

---

(1) Composition de l'eau de Saint-Gervais :

A) *Sources Gontard et de Mey.* — Thermalité : 40°.

Bicarbonate de chaux	0 gr. 2533
Sulfate de potasse	0 gr. 1166
Sulfate de chaux	0 gr. 8464
Sulfate de lithine	**0,0770**
Sulfate de magnésie	0 gr. 1440
Sulfate de soude	1 gr. 4928
Chlorure de sodium	1 gr. 6116
Bromure de sodium	0 gr. 0343
Silicate de soude	0 gr. 0828
Iode	Traces
Phosphore	Traces
Arsenic	Traces
Hydrogène sulfuré	0 gr. 0016

Aux griffons s'échappent de grosses bulles de gaz qui renferment près de 90 °/o d'azote.

B) *Source du Torrent.* — Même origine, même thermalité et même composition que les précédentes, à très peu de chose près ; mais avec cette caractéristique qu'outre les éléments minéraux déjà cités, l'eau renferme de l'hydrogène sulfuré libre (0 gr. 005 d'après Wilm).

SAINT-GERVAIS :

Sulfate de lithium : 0,077 par litre.

MARTIGNY :

Bicarbonate de lithine : 0,03097 par litre.

CONTREXEVILLE-PAVILLON :

Bicarbonate de lithine : 0,004 par litre.

VITTEL (GRANDE SOURCE) :

Bicarbonate de lithine : 0,0014 par litre.

Un second malade nous offre encore au point de vue hépatique une observation de valeur.

Voici en quelques mots son histoire :

55 ans.

A 18 ans : rhumatisme articulaire aigu grave.

En 1889 : pityriasis rubra.

Depuis éruptions de boutons poussant brusquement à la moindre fatigue, et ne disparaissant guère qu'au bout d'un mois.

En 1899 : sciatique guérie à Aix-les-Bains.

Depuis rechutes fréquentes mais peu graves.

En 1906 : faux basedowisme : tremblement généralisé, troubles cardiaques, pouls de 90 à 120, amaigrissement rapide de 20 kilogrammes, lobe thyroïdien gauche un peu volumineux, pas d'exorbitisme.

A cette époque, douleurs très vives dans le côté gauche postérieur de la poitrine, attribuées à des adhérences pleurales ; faiblesse extrême, après six mois de repos, l'appétit revient et le poids remonte peu à peu de 10 kilogrammes avec un régime presque exclusivement végétarien imposé par le dégoût de la viande.

En avril 1907 : poussée d'eczéma débutant au bord libre des ongles et gagnant toutes les mains.

Depuis 3 ans, eczéma humide du conduit auditif, puis sec.

Cet eczéma survient malgré le régime, mais à cause de son abondance même et aussi par l'absorption quotidienne d'un énorme bol de chocolat au lait.

En mai 1907 : l'eczéma s'infecte et arrive à un état suraigü : nuits sans sommeil, démangeaisons, cuissons intolérables dans les mains ; perte de 2 kilogrammes.

Soulagement par application de pâtes, pulvérisations alcalines et absorption *d'eau de Vichy*. Disparition de légères traces d'albumine récemment découvertes.

Le 17 juin, ce malade arriva à Saint-Gervais où, rapidement l'état local et l'état général s'améliorent.

Augmentation d'un kilogramme par semaine.

Retour du sommeil.

Le 15 juillet : les mains sont guéries ; les doigts ont repris leur souplesse et le malade peut s'habiller seul, ce qui lui était impossible depuis trois mois.

Une légère éruption eczémateuse de la face disparaît en quelques jours.

Enfin, des promenades sont possibles et le malade quitte la station complètement rétabli.

Voici maintenant les analyses d'urine : résultats des 24 heures :

	19 juin	27 juin	4 juillet
Poids	73 k. 200	73.700	74.200
Volume..........	1200	1640	1700
Densité..........	1026.3	1021.5	1022
Urée	31.10	26.47	31.79
Acide urique.....	0.73	0.44	0.51
Dérivés puriques.	0.955	0.654	8.731

Acide phosphoriq.	1.86	1.57	2.39
Acidité..........	2.08	2.39	3.45
Résidu total......	64.92	68.38	79.97
— minéral..	24.24	31.65	30.43
Chlore en Nacl...	16.56	25.42	20.74

Rapports d'échanges nutritifs

				Normale.
Acide urique à urée.	2.37 °/o	1.67 °/o	1.63 °/o	2 °/o
Dérivés puriques à urée...	3.07 °/o	2.47 °/o	2.29 °/o	2.50 à 2.75 °/o
P^2O^5 à azote total..	11.1 °/o	10.6 °/o	13.4 °/o	18 à 19 °/o
Azote urée à azote total..	86.8 °/o	83.6 °/o	83.4 °/o	85-88 °/o
Résidu minéral à azote total.	144.9°/o	214 °/o	171 °/o	125-131 °/o
Résidu minéral au résidu total.	37 °/o	46.2 °/o	40.5 °/o	30.32 °/o
Chlorures au résidu total.	25.5 °/o	37.1 °/o	27.6 °/o	15-19 °/o
Acidité au résidu total.	3.21 °/o	3.50 °/o	4.60 °/o	3.50 à 4 °/o

Le traitement de ce malade a été le suivant :

1° Eau de la source Gontard en boisson, 400 grammes.

2° Bains de la source Gontard.

3° Pulvérisations d'eau de la source Gontard.

4° Douches, massages, pour de l'arthrite sèche de l'épaule.

5° Régime végétarien mitigé.

Les analyses sont nettement celles d'un hépatique, d'ailleurs à l'arrivée le foie était douloureux avec légère hypertrophie du lobe gauche qui dépassait un peu le rebord costal.

Mais ce qui frappe surtout au début, c'est la teneur excessivement faible en acide phosphorique 1.86 au lieu de la normale 2.60 à 2.80 et l'améliosation avec l'augmentation de ce sel qui, à la troisième analyse, arrive jusqu'à la normale 2.59...

En second lieu, l'augmentation considérable du volume qui, de 1200 grammes passe à 1700, quoique le volume d'eau absorbé n'ait été que de 400 grammes par jour et que la transpiration ait été beaucoup plus abondante à la fin du traitement, le malade se promenant, faisant même quelques excursions qui lui avaient été impossibles jusque-là.

L'amélioration avait été rapide, mais l'analyse révélait un état du foie persistant : abaissement du rapport azoturique et la menace d'une rechute à la moindre intoxication alimentaire.

Le mieux s'est, en effet, maintenu jusqu'en octobre, époque à laquelle, succombant à sa passion dominante, notre malade se fatigua à la chasse et compléta son imprudence en mangeant son gibier.

Une rechute se produisit, moins forte que les atteintes antérieures, mais suffisante cependant pour imposer une seconde saison à Saint-Gervais et la nécessité d'un régime végétarien sévère.

— Autre observation :

Mme X..., 46 ans, antécèdents arthritiques prononcés, obèse, sédentaire, prend subitement un eczéma aigu généralisé en apprenant la mort tragique de l'un des siens.

Quand la poussée aiguë du début se fut un peu calmée, elle vint à Saint-Gervais en juillet 1806 et se mit résolument au régime végétarien. Elle guérit et sa dermatose ne reparut plus jusqu'en 1907 : elle fit cependant une seconde saison par précaution.

Voici quelles furent ses analyses :

	En 1906.	En 1907.	Normale.
Poids :	57 k. 100	55 k. 400	
Volume en 24 heures.......	1000	750	1100 à 1200
Densité....................	1020.1	1025.1	1019 à 1021
Total des éléments dissous..	45.30	39.15	52 à 56
Eléments organiques........	29.50	23.77	36 à 38
— minéraux.........	15.80	15.38	16 à 18
Urée.......................	21.26	17	25 à 26

Azote uréique..............	9.907	7.932	11.7 à 12.2
Azote total..................	11.771	9.501	13.6 à 14.1
Acide urique...............	0.55	0.36	0.50 à 0 52
Dérivés puriques et acide uriq.	0777	0.504	0.61 à 0 63
Acide phosphorique total...	1.51	1.14	2.60 à 2.80
Chlorure de sodium.........	9.70	10.80	10.50 à 11
Acidité en $P^2 0^5$	2.01	1.47	2.30 à 2.40

Légères traces d'albumine et d'indican.

L'acide urique, les dérivés puriques, l'urée ont notablement diminué en 1907. l'acide phosphorique reste encore inférieur à la normale dans de notables proportions, comme il ressort de toutes les analyses de nos malades, mais le foie n'a pas été surmené, quoique encore très insuffisant, puisque le rapport azoturique est en 1907 de 83,5 °/₀ seulement, et la peau n'a pas eu à suppléer cet organe : elle ne s'est pas eczématisée.

On pourrait objecter que la secousse morale ne s'est pas reproduite pour cette malade et que telle est la cause de sa guérison complète. Mais la première poussée d'eczéma n'est survenue que parce que, au préalable, le foie était insuffisant, comme aurait pu aparaître un ictère ou une névrose quelconque.

La cause initiale vraie de la dermatose était latente chez cette hépatique et elle ne s'est manifestée qu à propos d'un chagrin violent cause occasionnelle.

L'analyse d'un psoriasique à peu près total montrera elle aussi le rapport qui existe entre cette dermatose et l'insuffisance hépatique ; en voici le résumé :

Faible élimination de tous les éléments normaux, en valeur absolue.

Hypoazoturie.

Hyperexcrétion urique par rapport à l'urée.

Hypophosphaturie.
Oxydations alimentaires défectueuses.
Rapport azoturique notablement abaissé.
Hyperacidité très prononcée.

Nous pensons, d'après les analyses de Dainville et les nôtres que c'est avec l'eczéma une maladie due à des troubles de nutrition, mais nous ajouterons : *avec foie insuffisant d'une part*, et *avec hypophosphaturie ou diminution de la teneur normale de nos humeurs en phosphates.*

— Un jeune homme d'une quinzaine d'années, qu'il nous a été donné d'observer avant les recherches que nous poursuivons actuellement sur le chimisme urinaire dans les dermatoses, était issu de parents dits arthritiques et présentait du psoriasis aux lieux d'élection : coudes, genoux, creux épigastrique.

Au début des grandes vacances de l'année 1901 il fut soumis au régime végétarien et vit en quelques semaines disparaître son psoriasis, *sans traitement externe.*

Rentré au collège au mois d'octobre suivant et y prenant son repas de midi, il ne tarda pas à voir revenir sa dermatose. Redevenu externe et n'absorbant plus la viande du collège, sa peau reprit définitivement son état normal.

Cette dernière observation nous permet d'arriver maintenant au traitement des malades atteints d'eczéma ou de psoriasis considérés comme des hépatiques.

CHAPITRE IV.

Traitement

A. TRAITEMENT EXTERNE. — Nous ne saurions trop admirer les innombrables moyens de soulager la peau des eczémateux et des psoriasiques ; on peut certainement, comme le semble prouver Unna dans son dernier ouvrage traduit par les docteurs A. Doyon et P. Spilman (Thérapeutique des maladies de la peau), guérir beaucoup de dermatoses sans traitement interne.

Ce n'est là cependant qu'une apparence, car toujours, et sans même que le médecin le veuille, le conseille ou le sache, le traitement interne accompagne le traitement externe, l'aide puissamment et la plupart du temps le supplante.

Dans un premier cas, le malade retenu à l'hôpital est soigneusement pansé chaque jour avec une pâte, une pommade, une poudre, mais sa manière de vivre et son régime sont par le fait même de son séjour profondément modifiés.

Les clients de l'hôpital n'ont généralement pas chez eux un menu aussi salubre que celui qu'on trouve dans les cliniques et les hôpitaux d'Allemagne ou de France. L'alcool est supprimé à ceux qui en font usage ou abus, seule une petite quantité de vin leur est allouée.

A la charcuterie qui fait le fond de la nourriture de l'ouvrier se trouvent subitement substitués les viandes bouillies et les légumes plus abondants.

C'est là pour un foie surmené un avantage précieux et l'insuffisance de la cellule hépatique se fait bien moins sentir avec la suppression brusque d'aliments essentiellement toxiques ou mal préparés.

Dans le second cas, le malade ne vient qu'à la consultation, s'y fait panser et retourne chez lui abandonnant son travail pour quelques jours, quelques semaines même et n'a plus pour fatiguer son foie l'auto-intoxication résultant d'efforts continus, de levers matinaux et de huit ou dix heures de présence à l'atelier peu ventilé et souvent malsain. Il se promène, s'aère, ou se repose faisant du régime, du traitement général à l'insu de son médecin et au sien propre.

Le traitement externe est capable de calmer les phénomènes aigus ou suraigus d'une dermatose jusqu'à un certain point seulement, mais seul le traitement interne peut procurer aux eczémateux et aux psoriasiques hépatiques un soulagement durable et souvent la guérison.

B. Traitement interne. — Il se subdivise en deux parties :

1° Le régime.

2° Les eaux minérales.

Le régime des eczémateux et des psoriasiques doit avoir pour but de fournir au foie le minimum de travail par la suppression de tous les aliments gras d'une part et de tous les aliments susceptibles d'augmenter l'acide urique, les dérivés puriques et les toxines intestinales d'autre part.

Il faudra en même temps faire appel aux aliments contenant les phosphates les plus assimilables pour rétablir l'équilibre troublé des humeurs des eczémateux et des psoriasiques.

D'ailleurs, ces idées qui nous paraissent chaque année plus vraies ne nous sont pas personnelles et la publication récente de Duncan Bulkley : Valeur du régime végétarien absolu dans le traitement du psoriasis (1), venant après celle de Leredde : Sur les indications du régime végétarien dans quelques dermatoses (acné rosée, psoriasis) (2) ne font que confirmer ce que nous observons à Saint-Gervais pour le psoriasis comme pour l'eczéma d'origine hépatique.

Voici comment s'exprime Leredde :

« Plusieurs auteurs ont déjà recommandé l'usage du régime végétarien en dermatologie, et on m'excusera de n'avoir fait aucune recherche bibliographique à l'occasion de cette courte communication. Son intérêt ne peut être que de contribuer à apporter quelque précision dans l'étude de cette question fondamentale, en me permettant de résumer des observations dont la valeur me paraît au-dessus de toute discussion. Elles concernent des malades atteints d'acné rosée ou de couperose et de psoriasis, chez lesquels la diète végétarienne a amené des effets réellement extraordinaires, et, combinés au traitement externe, a permis d'atténuer ou de guérir des lésions absolument rebelles.

« Il s'agit d'un jeune homme, âgé de 27 ans, qui depuis des années est atteint de psoriasis classique, à dévelop-

(1) Revue pratique des maladies cutanées, syph. et vén., nov. 1907.

(2) Soc. méd. de l'Elysée, 1er juillet 1908.

pement graduel ayant peu à peu envahi le corps entier et même la figure au point de rendre la vie normale presque impossible. Sur les mains, dans le cuir chevelu, à la face le psoriasis revêt le type classique, c'est-à-dire que l'on trouva ses aires arrondies couvertes de squames à bords rouges.

« Sur le tronc et la presque totalité des membres supérieurs et inférieurs existent d'immenses surfaces rouges, cohérentes, laissant entre elles des espaces peu étendus de peau saine, peu squameuse, comme il arriva souvent dans les grands psoriasis.

« Aucun traitement externe, depuis deux ou trois ans, n'a permis au malade d'obtenir le nettoyage de la peau, et cependant il s'est traité sans relâche par les moyens classiques et a suivi les prescriptions de dermatologistes connus et autorisés. Je le vis presque désespéré, parlant de renoncer à sa profession d'acteur. Le régime végétarien auquel il fut soumis accomplit un véritable miracle, en trois semaines la peau était nettoyée, il ne restait sur le tronc et les membres que des surfaces à peine rouges, qui ont complètement disparu depuis, et ce résultat ne fut certainement pas dû à l'application de pommades chrysophaniques faibles, puisque le malade en avait appliqué sans succès avant l'époque où il se confia à mes soins.

« J'ai revu le malade ces jours derniers. *Le psoriasis n'est pas entièrement disparu.* Il reste sur les mains, sur quelques points de la figure, à la racine des membres de petits îlots, qui semblent ne guérir que lentement, peu à peu, sous l'action du traitement externe.

« Mais une transformation extraordinaire a eu lieu, qui est due uniquement au régime alimentaire. La diète végétarienne a suffi à ramener un psoriasis des plus graves, des plus tenaces à un état bénin, à des lésions limitées et sans grande importance. »,

De même Bulkley, se basant sur des analyses d'urine bien faites, conclut que la production d'urée a une grosse valeur dans le psoriasis, à beaucoup d'urée comprend une plus grande tendance au psoriasis, à moins d'urée une diminution de la dermatose.

Ses observations datent de plus de vingt ans et sont au nombre de 565 relatives à tous les âges avec des résultats constants.

Voici comment il s'exprime :

« Après une expérience durant depuis vingt années, je sais que ce régime (le régime végétarien) a une action efficace, surtout chez un certain nombre de malades intelligents de la clientèle privée. J'en ai quelques-uns qui sont enthousiastes à ce sujet et cela depuis beaucoup d'années. Si par mégarde ou par nécessité : en voyage, en visite, les règles de cette diète sont omises et qu'il y ait un léger retour de l'éruption, cette récidive cède dès qu'on reprend la stricte observation du régime avec le traitement convenable.

« Il est peu utile de parler de la diète végétarienne elle-même, car une expérience prolongée et fréquente a démontré sa valeur dans beaucoup de cas, en santé comme en maladie. Je crois que l'opinion gagne du terrain, dans le monde médical comme chez les profanes, qu'on mange beaucoup trop de viande (chez ceux qui peuvent s'en offrir), et à Londres, la pratique du végétarisme s'accroît certainement, d'après la statistique d'un grand nombre de restaurants en vue, qui font du végétarisme leur spécialité. Le nombre de ces restaurants augmente aussi à New-York.

« D'après ce que j'ai vu, mes malades se sont sentis remarquablement bien quand ce traitement a été bien dirigé et bien exécuté ; dans un grand nombre de cas j'ai constaté une très nette augmentation de poids chez les gens maigres et une diminution de poids chez les obèses, après des pesées successives sur les mêmes balances. »

Ce qui est vrai pour le psoriasis, maladie par insuffisance hépatique comme le démontrent les analyses de Dainville et les nôtres est aussi vrai pour l'eczéma et l'expérience le prouve.

Les malades auxquels nous donnons nos soins chaque année ont tous déjà reçu le conseil d'adopter le régime végétarien, mais ils pensent à tort que c'est là un moyen de guérison et qu'une fois celle-ci obtenue ils pourront l'abandonner.

C'est précisément là qu'est leur erreur : qu'ils soient hépatiques héréditairement ou que leur hépatisme résulte de l'usage ou de l'abus des aliments capables de le produire, le végétarisme doit toujours être continué et la remarque de Duncan Bulkley s'applique à eux.

Nous pouvons les diviser en trois catégories :

1° *Les convaincus* qui persévèrent et voient leur eczéma disparaître ;

2° *Les intermittents* qui ont des poussées nécessitant la reprise du régime ou bien causant une sorte de découragement, de scepticisme à l'égard des végétaux et qui retombent dans leurs misères anciennes ;

3° *Les insouciants* qui ne veulent sacrifier aucune de leurs mauvaises habitudes d'hygiène et qui s'en vont de spécialistes en spécialistes proclamant partout hautement l'impuissance de la thérapeutique.

Pour être efficace, le régime végétarien doit être *total* et toujours continué.

Total veut dire qu'il n'admet ni la viande, ni les œufs, ni le pain blanc, mais tous les végétaux, tous les fruits, le pain complet.

Toujours continué, car la cellule hépatique une fois devenue insuffisante ne reprend jamais son intégrité parfaite.

Il est regrettable qu'en France le mouvement végétarien ne soit pas aussi accentué qu'à Londres, car non seulement les dermatoses qui nous occupent, mais toutes les misères qu'énumèrent Glénard, et en particulier la neurasthénie, voire même bien des affections mentales disparaîtraient du cadre nosologique contemporain.

Les eaux minérales spécialement destinées aux eczémateux se divisent en plusieurs catégories, mais nous pensons que les hépatiques trouveront à Saint-Gervais mieux qu'ailleurs les remèdes à leurs maux, car aux propriétés et à la composition des eaux s'ajoutent l'altitude modérée, le climat de montagne, l'air sec et particulièrement pur de cette partie de la Haute-Savoie.

Les psoriasiques pourront y faire le traitement végétarien dans toute sa rigueur, c'est-à-dire ajouter au régime sans viande l'exercice au grand air et le repos dans une atmosphère essentiellement calmante.

Nous aurions dû à propos du traitement, voire même au cours de nos chapitres, introduire quelques considérations sur l'usage de l'alcool.

Cette question semblant aujourd'hui complètement résolue, nous l'avons passée sous silence, considérant avec tous les dermatologistes, l'eau pure comme la seule boisson permise aux eczémateux et aux psoriasiques parce qu'hépatiques.

CONCLUSIONS

I. L'hépatisme héréditaire ne se manifestera pas chez ceux qui ne demanderont pas à leur foie un travail au-dessus de ses forces.

II. L'eczéma et le psoriasis sont des manifestations de l'hépatisme héréditaire ou acquis.

III. Ces dermatoses s'acquièrent par l'usage du régime carné et hypo-phosphaté.

IV. L'Eczéma se guérit :

1° Par un traitement hydrominéral approprié : Saint-Gervais pour les hépatiques héréditaires ou acquis;

2° Par le régime végétarien strict et toujours continué.

V. Le Psoriasis se guérit par le régime végétarien ou mieux par le *végétarisme* qui, à l'usage des végétaux, ajoute l'aération et l'exercice musculaire.

Association Typographique Lyonnaise, rue de la Barre, 12. — F. Plan, Directeur.

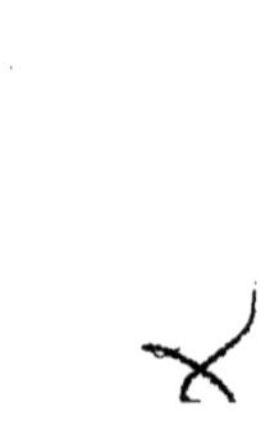

www.ingramcontent.com/pod-product-compliance
Ingram Content Group UK Ltd.
Pitfield, Milton Keynes, MK11 3LW, UK
UKHW021133230726
13926UKWH00002B/780

9 782014 060089